健康・化学まめ知識シリーズ　8

機能性栄養素ヒトケミカルQ&A
——美容、スポーツパフォーマンス、生活習慣病、真の介護予防のために

著者　寺尾啓二

はじめに

　家族とともに幸せな人生を送るためには真の介護予防が必要であり、その鍵を握っているのが機能性栄養素の「ヒトケミカル」です。この本では、ヒトの代謝に不可欠な成分である「ヒトケミカル」をまず理解していただくためにわかりやすいQ&Aにまとめました。

　機能性栄養素のヒトケミカルは介護予防だけではなく、美容、スポーツパフォーマンス、生活習慣病予防と人の豊かな健康生活のためにさまざまに有効な働きをしています。しかしながら、ヒトケミカルは20歳を過ぎた頃から、その体内生産量が減りますので、外部から補う必要があります。

　少しでも多くの人々が「ヒトケミカル」を知り、「ヒトケミカル」を効果的に利用することによって、人生を豊かにし、健康寿命を延ばし、高齢になっても介護を受けなくてもいい身体を維持できるように願っております。

ヒトケミカル Q.&A. もくじ

Q.1　ヒトケミカルのサプリメントはどんな人にお勧めですか?……5

Q.2　ヒトケミカルって何ですか?……6

Q.3　三大ヒトケミカルってなんですか?……9

Q.4　ヒトケミカルが推奨される理由……12

Q.5　三大ヒトケミカルを取らないとどうなるか?（体の中で作られるのなら、外部からの摂取は必要ないのでは?）……20

Q.6　錠剤?　それともゼリー?……22

Q.7　ヒトケミカルのサプリメントはどこで買えますか?……23

Q.8　三大ヒトケミカルのサプリメントはいつ飲めばよいのでしょうか?……24

Q.9　副作用はあるのですか?……27

Q.10　薬との飲み合わせを教えてください。……28

Q.11　メタボリックシンドロームに効きますか?……28

Q.12　三大ヒトケミカルが自分に不足しているかどうか知る方法は?……31

Q.13　コエンザイム Q10 は何の働きをするのですか?……32

Q.14　R- αリポ酸について教えてください……34

Q.15　L- カルニチンについて教えてください……36

Q.16　三大ヒトケミカルは老化とともに減少するのですか?……38

Q.17　三大ヒトケミカルの相乗効果……38

Q.18　コエンザイム Q10 のγオリゴ糖包接体の優れた安定性、吸収性について……40

　　　●コエンザイム Q10 には二つのタイプがある……40

　　　●コエンザイム Q10 の安定性と吸収性について……40

　　　●γオリゴ糖包接体はコエンザイム Q10 の吸収性を高める……41

Q.1 ヒトケミカルのサプリメントは どんな人にお勧めですか?

　人は20歳を過ぎると、ヒトケミカルの生産量が減少し、不足することで、代謝が低下し、細胞の再生が遅くなり、老化が進んでいきます。つまり代謝が落ちて脂肪がエネルギーとして使われずに脂肪細胞の中に蓄積されていくようになります。

　実際になにか疲れやすくなったと感じるようになったらヒトケミカルが不足気味になってきたことが考えられますのでヒトケミカルをサプリメントで補ってみることをお勧めします。

　中高年の方々にとって特にミトコンドリア内のエネルギー産生にかかわる三大ヒトケミカルは年齢とともに意識して摂りたい成分です。

三大ヒトケミカル：ヒトケミカルとは、ヒトの生体内で作られている生体を維持するための機能性成分です。特に、コエンザイムQ10、R-αリポ酸、L-カルニチンは何れも体内の細胞のミトコンドリアという部分でエネルギーの生産に係わっている物質で3大ヒトケミカルと呼ばれています。いずれも食品で補うのは難しいためサプリメントの利用が薦められます。

Q.2　ヒトケミカルって何ですか?

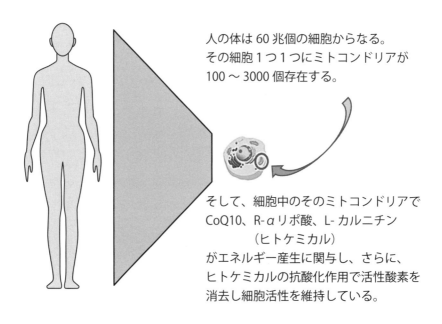

人の体は60兆個の細胞からなる。その細胞1つ1つにミトコンドリアが100〜3000個存在する。

そして、細胞中のそのミトコンドリアでCoQ10、R-αリポ酸、L-カルニチン（ヒトケミカル）がエネルギー産生に関与し、さらに、ヒトケミカルの抗酸化作用で活性酸素を消去し細胞活性を維持している。

ヒトは60兆個の細胞で構成

　ヒトは60兆個の細胞からできています。そして、60兆個の細胞にはミトコンドリアというエネルギー生産工場があります。

　ミトコンドリアとは直径1μmの糸(ミト)粒子(コンドリア)を意味するギリシャ語で、一つの細胞に100〜3000個存在しています。人の体の中にあるミトコンドリアをすべて全部かき集めるとちょうど体重の1割程度になります。つまり体重60キロの人は6キロものミトコンドリアを持っているのです。

体重の1割を占める(体重60キロの人は 6キロのミトコンドリアを持つ)
(肝細胞では全体の体積の22％はミトコンドリア)

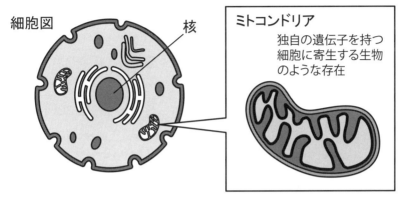

直径1μmの糸状(ミト)粒子(コンドリア(ギリシャ語))

細胞あたりのミトコンドリア数は数百個～数千個

　ミトコンドリアの中では生命維持に必要なエネルギー物質のATP（アデノシン三リン酸）が作り出されています。このATPが体熱を発生させ、筋肉や内臓、器官を動かし、神経伝達や免疫調整も行っているのです。つまり健康で長生きするためにはATPの産生量を増やすことが必要なのです。
　そのミトコンドリアのATP産生の働きに必須とされる物質がコエンザイムQ10、R-αリポ酸、L-カルニチンです。これらは食物からの摂取も可能ですが、本来は人（ヒト）の体内で合成されるビタミン様物質のため「ヒトケミカル」と名付けました。

　ヒトケミカルとはヒトの生体内で作られている生体を維持するための機能性成分で、生体内で合成されています。ヒトの生体内で作られている生体を維持するための機能性成分という意

| 三大ヒトケミカル | | 広義のヒトケミカル |

- CoQ10
- R-αリポ酸
- L-カルニチン

- グルタチオン
- SOD
- 成長ホルモン
- テストステロン
- 各種神経伝達物質
- コラーゲン
- コンドロイチン硫酸
- ヒアルロン酸
- ……………

広義のヒトケミカル

味ではホルモン（成長ホルモン、テストステロンなど）、酵素、神経伝達物質、抗酸化物質（ＳＯＤなど）、体内成分（グルタチオン、コラーゲン、ヒアルロン酸、コンドロイチン硫酸など）などもヒトケミカルとしてあげられますが、ホルモンや酵素、体内成分などは、細胞内でATPを用いて合成量が増えることが確認されています。したがってこれら広義のヒトケミカルはミトコンドリアでATPの産生に係わるコエンザイムQ10、R-αリポ酸、L-カルニチンによって活性化するものであり、ATP産生によって生命維持の機能を向上させているのです。

そこで、通常ヒトケミカルというときは細胞のミトコンドリア内でATP産生に係わっているコエンザイムQ10、R-αリポ酸、L-カルニチンの三大ヒトケミカルを指すことにしています。

Q.3 三大ヒトケミカルってなんですか?

　コエンザイムQ10、R-αリポ酸、L-カルニチンは何れもミトコンドリア内でATP生産に係わっている物質であることが知られている三大ヒトケミカルです。

　L-カルニチンは脂肪を代謝、R-αリポ酸は糖を代謝し、ATP生産に必要なアセチルCoAという物質に変換するために働き、コエンザイムQ10はATP生産の最終工程の電子伝達系で働いているのです。

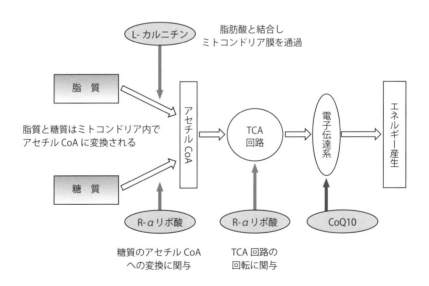

ミトコンドリアにおけるヒトケミカルのエネルギー産生のための役割

これら三大ヒトケミカルはいずれも20歳を境に生体内生産量が減少していきます。コラーゲン、筋肉、基礎代謝、成長ホルモン、性ホルモン、免疫細胞なども20歳から生産量が減少する生体内物質ですが、三大ヒトケミカルの減少がこれらの生産量を減少させているものと考えられます。

　三大ヒトケミカルの減少によって20歳以降に基礎代謝力や免疫力も同様に減少します。同時に各種細胞は活性を失い、老化現象が現われることになり、生体機能は維持できなくなっていきます。特に高齢者になると大きく減少して、60歳ではピーク時の50％ほどに低下します。

　ビタミンB群やミネラルは食事で摂取できるのですが、三大ヒトケミカルは食事だけでは十分な量を摂取できないためサプリメントで補う必要があります。三大ヒトケミカルを補うことで代謝酵素は効率的に働き、寝たきりという不健康な状態を回避し、健康寿命の延伸が期待できるのです。

　栄養学ではエネルギーとなる三大栄養素（タンパク質（アミノ酸））、脂質（脂肪酸）、炭水化物（糖質・食物繊維）、次に機能性栄養素のビタミンとミネラルを加えて五大栄養素といいますが、その重要性からヒトケミカルをビタミン、ミネラルに続く六番目の栄養素であるといっていいでしょう。さらに食物繊維とファイトケミカルを加えての八大栄養素というとらえ方を提案します。

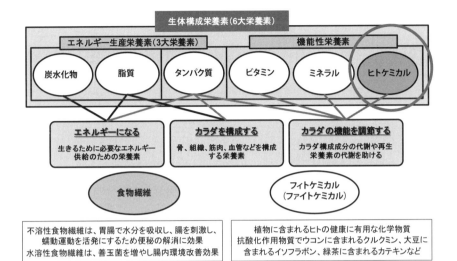

7大栄養素ではなく……8大栄養素

Q.4　ヒトケミカルが推奨される理由

　細胞のミトコンドリアの中では生命維持に必要なエネルギー物質のATP（アデノシン三リン酸）が作り出されています。このATPが体熱を発生させ、筋肉や内臓、器官を動かし、神経伝達や免疫調整も行っています。ATPの産生量を増やすことが余分な中性脂肪を減らし、健康で長生きするための必須条件につながります。

　しかしながら、良質のミトコンドリアを維持するためには、一つの大きな問題があります。

　それは活性酸素です。ミトコンドリアは酸素を使ってATPを生産していますので、取り込まれた酸素の数％は、ミトコンドリア内で活性酸素やフリーラジカルに変化しています。

　その結果、ミトコンドリア内のDNAは損傷しやすく、ミトコンドリアの機能は低下していきます。機能低下した異常なミトコンドリアが多い細胞は、必要なエネルギーが生産できません。特に、エネルギー代謝の盛んな骨格筋や神経細胞では、ミトコンドリアの劣化に伴うアポトーシス（細胞死）が原因で機能低下が激しくなります。お年寄りの体が小さくなるのはミトコンドリアの劣化がひとつの重要な原因と考えられます。

　ミトコンドリア内で発生した活性酸素は外にも漏れます。漏れ出した活性酸素はタンパク質、細胞、遺伝子（DNA)を傷つけていきます。そして、タンパク質は本来の機能を失い、核遺伝子はDNA損傷でその遺伝子情報が改変され、細胞は老化して

いきます。やがて、正常細胞として増殖できなくなり、ガン細胞となるのです。

　年齢とともにミトコンドリアから漏れ出す活性酸素の排出量が増加するのはなぜでしょうか？

　その原因の一つに加齢に伴うヒトケミカルの減少、つまり、コエンザイムQ10やR-αリポ酸の体内生産量の減少があるのです。

　コエンザイムQ10、R-αリポ酸、L-カルニチンは何れもミトコンドリア内でATP生産に係わっている物質であることが知られている三大ヒトケミカルです。ATP産生の反応の中で、コエンザイムQ10とR-αリポ酸は何れも還元型の抗酸化物質に変換され、いわゆる、ATP産生の際に発生する活性酸素の除去物質（活性酸素を水に変える物質）としても働いているのです。

　現在では、確かに、様々な健康にいいとされる抗酸化物質が知られています。でも、そのほとんどは植物から抽出したフィトケミカルです。フィトケミカルは、ミトコンドリアから漏れ出した活性酸素を除去してくれます。言い換えれば、抗酸化物質としては幾種類ものフィトケミカルが有効で、必ず特定のものが必要ではありません。しかし、コエンザイムQ10やR-αリポ酸といったヒトケミカルはもともと体の中で作られ、エネルギー産生のために働くばかりでなく、活性酸素をミトコンドリア内から外に漏れ出さないように働く抗酸化物質であり、良質のミトコンドリアを維持するために必要不可欠な物質なのです。

CoQ10（ATP産生）

R-αリポ酸（糖代謝）

L-カルニチン（脂肪代謝）

}

生体内に存在しているが年齢とともに減少する（20歳から）

医薬品として開発された後に食品素材として認可

エネルギー産生促進作用で60兆個の細胞を活性化

エネルギー産生のための三大ヒトケミカルの共通点

　三大ヒトケミカルは体内で合成されますが、20歳代をピークに加齢とともに合成量は減少していきます。

　三大ヒトケミカルの減少によって老化がはじまります。老化は消費エネルギー量のうち60〜70％を占める基礎代謝量の低下、筋肉量の減少、成長ホルモンの分泌量の減少、性ホルモンの分泌量の減少にも大きく関係しています。また免疫に大きく影響するＮＫ活性値の低下とも連動しています。ＮＫ活性は免疫細胞のナチュラルキラー細胞の活性のことで、この値が低下するとガンや病原菌などに対抗する免疫が低下していることを示します。

　三大ヒトケミカルをサプリメントなどで補うことによって、良質なミトコンドリアを維持、活性化し、細胞を活性化して老化を遅らせることが可能になります。ＱＯＬの向上も図ることができます。できる限り良質のミトコンドリアを維持するために意識して三大ヒトケミカルを補いましょう。

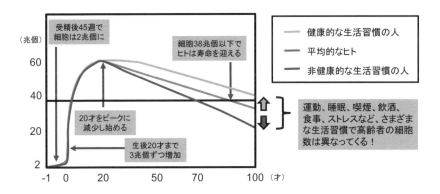

年齢によるヒトの細胞数の変化(イメージ)

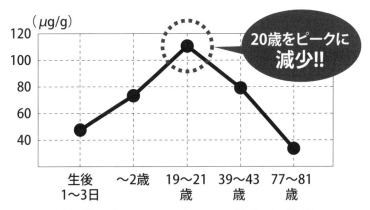

心臓組織の中のコエンザイムQ10濃度（平均値）
【A Kalen et al.,Lipids24.579(1969)のデータから作成】

ヒトケミカルは20歳から減少

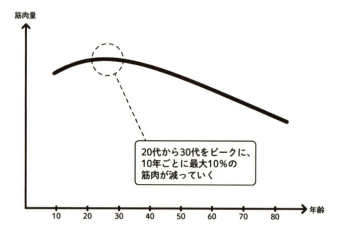

日本老年医学会雑誌、47;52-57(2010)より作図

ヒトケミカルとともに筋肉量も減少

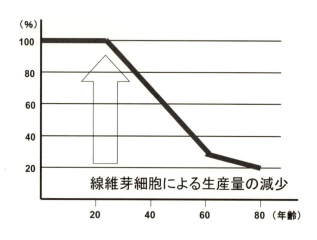

＊東京農工大学 藤本名誉教授らの研究データ

ヒトケミカルとともにコラーゲンも減少

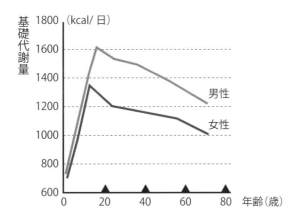

基礎代謝量(平均値)の年齢変化
参考/厚生労働省「日本人の栄養所要量」より

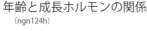

ヒトケミカルとともに基礎代謝も減少

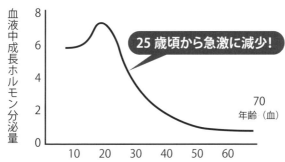

成長ホルモンは、肌・筋肉・脳を活性化してくれる、まさに"若さのモト"といえるホルモン。右のグラフからもわかるように、分泌量は10代がピーク。20〜30代に急激に減少。20代半ば頃から、急に肌の潤いが減少し、太りやすくなるのはこの分泌量の減少が原因。

成長ホルモンは成長と代謝に関与。

ヒトケミカルとともに成長ホルモンも減少

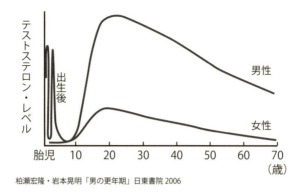

柏瀬宏隆・岩本晃明「男の更年期」日東書院 2006

男性ホルモン（テストステロン）は精子の生産など性機能、筋肉や骨格、毛深さなどの性的特徴、攻撃性などの精神面と、男性の性格に影響。

性ホルモンの前駆体はデヒドロエピアンドステロン（DHEA）。男女ともに性ホルモンの産生に関与。年齢とともに減少。DHEAの摂取で長寿効果。

ヒトケミカルとともに性ホルモンも減少

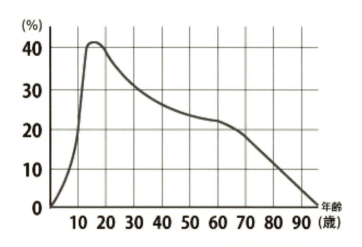

多田富雄『科学新聞』1980より

ヒトケミカルとともにNK活性値も低下

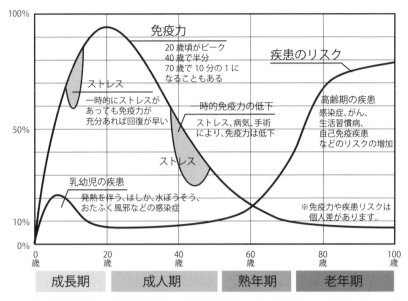

ヒトケミカルとともに免疫力も低下

Q.5 三大ヒトケミカルを取らないとどうなるか？
（体の中で作られるのなら、外部からの摂取は必要ないのでは？）

　体の機能を調節する機能性栄養素のビタミンとミネラルは体内で作られないため外部から摂取しないとヒトは生きていけません。一方、同様に体の機能を調節するヒトケミカルは体内で生産されていますので、サプリメントで摂取しなくても生きていけないことはありません。

　ただし加齢により体内のヒトケミカルの生産量が減少し、代謝が低下していくことは避けられません。そのため一般に年齢を重ねるにつれて細胞の再生が遅くなり、老化が進んでいくのです。

　ヒトケミカルと同様に20歳から生産量が減少する相関性のある生体内物質があります。コラーゲン、筋肉、基礎代謝、成長ホルモン、性ホルモン、免疫細胞などですが、三大ヒトケミカルの減少がこれらの生産量を減少させているものと考えられます。

　エネルギーを作り出すヒトケミカルが不足することで、脂肪がエネルギーとならずに脂肪細胞の中に蓄えられていきます。また、糖質がエネルギーとして効果的に使用されなかった場合には、糖質は肝臓の中で脂肪酸に変換されて、そのあと中性脂肪となって、やはり脂肪細胞の中に蓄えられていきます。

さらに全身の細胞の機能を低下させるものとして活性酸素があげられます。活性酸素によって細胞が破壊されたり、細胞の機能が抑えられることが全身の機能低下を引き起こしていきます。

　優れた抗酸化物質でもあるヒトケミカルを摂取することで活性酸素の発生量を減らし、同時に代謝を高めることができます。QOLはもとより、細胞の活性化、そして維持することで、健康な体を保つ、その点でも三大ヒトケミカルの摂取が重要であると考えられます。

Q.6　錠剤？　それともゼリー？

　多くの要介護、要支援の高齢者は行きつけの病院で定期的に健康診断を受け、朝昼夕、日に3度の食事後にたくさんの医薬錠剤を摂取しています。そのような状況で、健康維持増進のためのサプリメントを錠剤やカプセルでさらに摂取することは、高齢者にとって大変苦痛です。その問題を解決するためには、健康維持増進のためのサプリメントなどはデザート感覚で（ストレスを感じないで）摂取してもらえる飲料やゼリーなどの製品の開発が必要と思われます。

　錠剤ではなくゼリーにすることでおいしく摂取できる。とくに高齢者など嚥下障害がある場合ゼリーは非常に摂取しやすいでしょう。

Q.7 ヒトケミカルのサプリメントはどこで買えますか?

　三大ヒトケミカルであるコエンザイムQ10、R-αリポ酸、L-カルニチンはそれぞれドラッグストア、スーパー、コンビニ、通販などでお求めいただけます。目的に応じていろいろな成分を組み合わせて配合された製品もたくさん販売されています。ただ購入に際して注意するべき点がコエンザイムQ10、R-αリポ酸にはあります。

　コエンザイムQ10には還元型、酸化型、包接体など製品のタイプが違うものが数種類あります。その中では吸収性が高く体感しやすい観点からγオリゴ糖包接体を利用したタイプをお勧めします（詳しくは→Q.18「コエンザイムQ10のγオリゴ糖包接体の優れた安定性、吸収性について」）。

　またαリポ酸にはS体とR体が混じったラセミ体というものがあります。実は現在市販されているもののほとんどはラセミ体になりますが、ラセミ体は避けて必ずR体と明記されたものをお選び下さい。（→Q.14「R-αリポ酸について教えてください」をお読みください）。

23

Q.8　三大ヒトケミカルのサプリメントはいつ飲めばよいのでしょうか?

　飲むタイミングを製品説明に記載できるのは医薬品だけと決められています。サプリメント（健康食品）は医薬品ではありませんので、生活のパターンや食事の時間などに合わせて、摂取しやすい時間に摂っていただくことになります。しかし、サプリメントの中には、食後に摂取すると吸収されやすくなるもの（脂溶性物質など）、運動前に摂取するとよいといわれるもの（燃焼系など）もあります。

　また三大ヒトケミカルはそれぞれ、ミトコンドリアにおいて互いに協力し合って栄養素を代謝してエネルギー産生し、細胞を活性化するために働いています。そこで同時に摂取すると、筋肉細胞の活性化によって、筋肉を保護・増強し、体脂肪を減らして基礎代謝力を高めます。また、線維芽細胞を活性化することで、コラーゲンやエラスチンなどのタンパク線維やヒアルロン酸やコンドロイチン硫酸などのプロテオグリカン線維を作ることで、皮膚、血管、軟骨、臓器などの組織を若々しく維持します。さらには、骨芽細胞や破骨細胞の活性化によって、骨粗鬆症の予防になります。それらの機能からできれば三大ヒトケミカルは一緒に摂取したいものです。

　L‐カルニチンは水溶性であり、吸収されやすいと言えます。飲むタイミングについては特にルールのようなものはなく、基本的にはいつでも大丈夫です。ただスポーツをしない人に比べ

スポーツをしながらL-カルニチンを摂取する人の方が体内でL-カルニチンがより働きやすい体質になり脂肪燃焼も促進されやすくなることが示唆されています。

　コエンザイムQ10は脂溶性物質ですので食前に摂取するとほとんど生体に吸収されないので、胆汁などの消化液が分泌される食後に摂らなければなりませんが、たとえ食後に摂ったとしても吸収率はごくわずかであることが知られています。

　その一方で、R-αリポ酸（RALA）は胃酸で分解するため吸収性が低いため胃酸分泌される食後に摂取すると生体内には吸収され辛いので、食前に摂らなければならないのです。

　コエンザイムQ10とR-αリポ酸（RALA）は抗酸化作用とエネルギー産生作用の両作用を持つ物質であり、同時に摂取すると両作用の相乗効果がみられますので、同時に摂取できるサプリメントがほしいところです。

　この問題はコエンザイムQ10、R-αリポ酸（RALA）をそれぞれγオリゴ糖包接体（γCD包接体、γシクロデキストリン包接体）にすることで解決できます。

　もともと吸収されにくいコエンザイムQ10ですが、γオリゴ糖包接体として、摂取すれば、たとえ生体吸収率の低いとされる食前であっても吸収率は大幅に向上し、18倍も向上することが見出されています。また、L-アスコルビン酸（天然型ビタミンC）と同時に配合すると、L-アスコルビン酸が還元

剤として働き、酸化型コエンザイムQ10が還元型コエンザイム
Q10に変換されることも確認されています。

　またR-αリポ酸（RALA）もγオリゴ糖で包接することで酸
性条件下でもまったく重合することなく安定化できることが分
りました。胃酸が分泌している胃の中でもRALA-γオリゴ糖包
接体は分解することなく胃粘膜へ移行、あるいは、小腸へ移行
することができます。そして、胃腸の粘液成分であるアルブミ
ンによってRALAの溶解度は向上し、胃酸が分泌した状態でも、
生体内へ効率よく吸収されることが分ったのです。

　こうして食後摂取すべきコエンザイムQ10と食前摂取すべき
R-αリポ酸はγオリゴ糖包接体にすることでいつでも同時に摂
取できるようになっただけではなく、胃酸内でも安定し吸収性
も向上しました。

Q.9　副作用はあるのですか?

　R-αリポ酸、L-カルニチン、コエンザイムQ10いずれも人間の体内で作り出せる栄養素なので経口摂取で適切に使用する場合、安全であると考えられます。

　ただしαリポ酸の摂取によって手指の震え、舌のしびれ感、全身皮膚発赤、皮疹という報告があります。そこにはαリポ酸のラセミ体による副作用ということが考えられます。市販されているαリポ酸の摂取については注意が必要です。現在のところ市販されているαリポ酸はラセミ体が一般的なので、くれぐれもラセミ体は摂取しないように注意が必要です。摂取するときにはラセミ体は避けてR体を選ぶようにしましょう（→「R-αリポ酸について教えてください。」を参照してください）。

　またほとんどのサプリメントについて言えることですが、妊娠・授乳中の方、乳幼児・小児は人臨床試験による安全性が保証されていないことから摂取を避けてください。

Q.10 薬との飲み合わせを教えてください。

　スタチン系の薬剤を服用している際はコエンザイムQ10の体内生産量がコレステロールの生産量とともに減少しているのでコエンザイムQ10の摂取が必要です。

　R-αリポ酸、L-カルニチンには特に問題となる薬品との飲み合わせなどは知られていませんが、医師にかかっている場合は念のため相談してください。

Q.11 メタボリックシンドロームに効きますか?

　代謝症候群＝メタボリックシンドロームは内臓脂肪型肥満（内臓肥満・腹部肥満）に高血糖・高血圧・脂質異常症のうち二つ以上の症状が一度に出ている状態をいいます。

　細胞はミトコンドリアでエネルギーを生産することで活性を維持できます。ミトコンドリアが十分に働いていればメタボリックシンドロームになることはありません。ミトコンドリアの働きが悪くなることが実はメタボリックシンドロームの原因なのです。

エネルギーが生産されないということは脂質がそのまま体内に残ってしまうことを意味しています。ミトコンドリアが糖質と脂質をエネルギーに変換してくれれば問題ないのですが、これらのエネルギー代謝が乱れることによってメタボリックシンドロームが起こるわけです。

　ミトコンドリアでしっかりとエネルギー生産するためには運動が大変重要です。運動すると当然のことながらエネルギー、つまり、ATPが使われます。ATPが消費されればAMP/ATPの比が増加することになります。ここで、AMPとは何か聞いたことのない人のためにAMPについて説明しておきます。エネルギーのATPはアデノシン三リン酸（Adenosine Tri Phosphate）のことです。そのATPからエネルギーが使われ、三つあったリン酸が一つになった状態をアデノシン一リン酸（Adenosine Mono Phosphate）、つまり、AMPと呼びます。このAMP/ATP比が増加し、エネルギー不足となった時、AMPK（AMP-activated protein kinase）というタンパクが活性化され、ミトコンドリアにおいて脂肪を燃焼させ、ATPは生産されます。運動すれば脂肪は燃焼しATPが作られるわけで、メタボ回復には運動がいいでしょうという話です。もう一つAMPKの活性化が重要な点はミトコンドリアを増やすことです。

　つまり、運動はAMPKを活性化することによって脂肪を燃焼しエネルギーを作るとともにミトコンドリアを作れという指令を出すことでミトコンドリアが増えてくるのです。運動することでミトコンドリアが増えれば、増えた分、糖質と脂質をエネルギーに変換してくれますのでメタボリックシンドロームを解消してくれる体となるのです。

　コエンザイムQ10（CoQ10）、R-αリポ酸、L-カルニチンは

何れもミトコンドリア内でATP生産に係わっている三大ヒトケミカルです。L-カルニチンは脂肪を代謝し、R-αリポ酸は糖を代謝してATP生産に必要なアセチルCoAという物質に変換するために必要な物質であり、コエンザイムQ10はATP生産の最終工程の電子伝達系で働いています。したがってメタボリックシンドローム対策に三大ヒトケミカルは非常に有効ですが当然のことながら摂取と同時に運動や食事制限の対策が必要です。

Q.12 三大ヒトケミカルが自分に不足しているかどうか知る方法は?

　20歳を過ぎると体内で合成される三大ヒトケミカルは減少していきます。通常、年齢を重ねると、ヒトケミカルが不足していきます。20代のトップ・アスリートが早々に引退すること、30代の女性の方々が肌のシワやシミが気になりだすこと、40代50代になった中高年の男性がメタボ体型となって、昔だったら体が簡単に動かせて、いくら食べても太らなかったのに、そうではなくなることなど、これらの原因はすべて同じでヒトケミカルの不足なのです。

　特に高齢者になるとヒトケミカルは大きく減少して、60歳ではピーク時の50％ほどに低下しています。したがって不足しているかどうかは個人差がありますので基準を設けることはできませんが、中年、高齢者のすべての方はヒトケミカルが若い頃に比べると減少していることは明らかです。

　そこで現実的に身体の不調を感じ、風邪をひきやすくなったとか、なにか疲れやすくなったと感じるようになったらヒトケミカルを補ってみるのがよいでしょう。実際に三大ヒトケミカルを摂取して、体の調子が良くなるかどうかを見てみるのがよいのです。

　ただしヒトケミカルは摂取してすぐに効果が出るものではありません。具体的な効果を感じるまでには数週間かかるのが普通です。継続しての摂取が重要です。

Q.13　コエンザイムQ10は何の働きをするのですか?

　コエンザイムとは、酵素の働きを助ける補酵素のこと。別名をユビデカレノンといい、「あらゆるところに存在する」という意味のラテン語「ユビキタス」に由来しているといわれるように、約60兆個もある私たちの細胞のほとんどに存在しています。主にミトコンドリアという小器官の中で活躍し、エネルギーをスムーズにつくる働きをする補酵素です。体内の量は、20歳代をピークに加齢とともに減少してしまうので、年齢とともに意識して摂りたい成分です。

　その重要性は何といっても、全身の細胞を活性化・強化する働きにあります。主要な作用として、次の2つが挙げられます。

■エネルギーの生産を促し、細胞を活性化する
■強力な抗酸化作用があり、活性酸素を除去する
　（活性酸素から細胞を守る）

　具体的に次のような効果を示します。

疲労回復・体力向上
　疲労の蓄積を防ぐとともに、体力の向上を促す

美肌効果
　肌の弾力性や水分量を向上させるとともに、コラーゲン分解

酵素コゲナーゼの働きを抑え、シワやタルミ、シミなどを予防・改善する

心機能を強化
心筋を保護・増強し、心臓の機能を高める

冷え症・低血圧を改善
血流を促し、冷え症や低血圧を改善する

関節軟骨の修復・再生
関節軟骨の構成成分であるコラーゲンやコンドロイチン硫酸、ヒアルロン酸などの生成を促進する

自律神経失調症を軽減
全身の細胞を活性化させることで症状を軽減する

ダイエット
基礎代謝量が向上し、脂肪の燃焼を促進する

その他
歯周病の予防・改善、足のむくみの解消、免疫力の向上、ガンの予防、老化防止、高脂血症治療薬（スタンチン系）の副作用抑制など、さまざまな効果が認められています。

Q.14 R-αリポ酸について 教えてください

　R-αリポ酸はチオクト酸と呼ばれ、牛・豚の肝臓、心臓、腎臓に含まれており、また、ほうれん草、トマト、ブロッコリーなどにも含まれています。ただし、その量は多くなく、動物由来食品で1kgあたり1mg程度といわれています。

　R-αリポ酸は体内に広く存在する成分で、補酵素として糖（炭水化物）の燃焼（＝エネルギーに換える）に深く関わっています。２００４年に医薬品成分だけでなくサプリメント素材としても使用できるようになりました。

　R-αリポ酸は、俗に、「疲労回復によい」「運動時によい」「ダイエットによい」「糖尿病によい」「老化防止によい」などと言われ、抗酸化物質として活性酸素の害から私たちの体を守り、そして、糖代謝促進物質としてエネルギー産生を高め、糖尿病の合併症や老化の原因となる糖化を防ぐ抗糖化作用を有する健康増進効果を持っています。抗酸化作用はビタミンEの数百倍という検討結果があり、生体内ですでに活性酸素を消去して酸化された（抗酸化能を失った）ビタミンCやE、コエンザイムQ10を再生させる能力も持っています。他の抗酸化物質と異なる特長としてR-αリポ酸は水溶性と脂溶性の両方の性質を備えているため、体のいたるところに浸透し、細胞の内側から機能を発揮することができます。また、糖を代謝してATP生産に必要なアセチルCoAという物質に変換するために必要な物質であり、エネルギー産生を効率的に行わせ、余分なエネルギー源

が体脂肪として蓄積するのを防ぐ作用があります。体内で合成されているものの、加齢に伴って合成能力が低下するため、食品やサプリメントから補う必要があります。

　実は、現在、世界的に利用されているほとんどのαリポ酸は、天然に存在するR体が50％と非天然のS体が50％の混合物となっています。これはラセミ体と呼ばれています。

　αリポ酸を選ぶときは、必ずR体と明記されているもの（R-αリポ酸）を選びましょう。というのも、ラセミ体αリポ酸サプリメントでは、特定の遺伝子素因を持った人がインスリン自己免疫症候群を引き起こし、低血糖状態になり、冷や汗や手足の震えが起こる問題が指摘されている程度ですが、ペット用のラセミ体αリポ酸サプリメントでは摂取による犬猫の死亡例が多く確認されているからです。一方で、R-αリポ酸（天然のR体）摂取の場合は反対に糖尿病モデルマウスの死亡率を有意に減少させ、生存率を飛躍的に高めることが報告されています。

　R体は安定性が低いため、これまで工業的に製造が難しいとされていました。しかし、γオリゴ糖で包接することで、加熱や低pH環境下でも安定性が大幅に改善されました。R-αリポ酸γオリゴ糖包接体では健常人の臨床試験において、R-αリポ酸の経口吸収性が2.5倍に向上しています。

Q.15 L-カルニチンについて 教えてください

　L-カルニチンは人体で作られますが、卵・豆・野菜類にはほとんど含まれず、羊肉や牛肉などの食物からも摂取されます。

　L-カルニチンには筋肉増強保持作用、運動能力向上作用、そして脂肪燃焼促進作用があることが知られています。脂肪が燃焼する場所は細胞内のミトコンドリアという小器官です。ところが、脂肪は単独ではミトコンドリアに入ることができず、必ずL-カルニチンによって運搬されなければなりません。そのため体内に十分な量のL-カルニチンがあるとミトコンドリアでの燃料の注入がスムーズになり、十分な生命エネルギーが生み出されるのです。

　脂肪の70％は筋肉で燃焼されますので、筋肉が保持できていれば脂肪からエネルギーを作ることができます。つまり、筋肉量が増えれば、脂肪燃焼によってエネルギー産生がスムーズとなり、肉体的にも、精神的にも、疲労が軽減し、認知機能が改善することになります。

　特に注目したいのはL-カルニチンとコエンザイムQ10の相乗作用です。コエンザイムQ10を同時に摂取すると、ミトコンドリア内に移動した脂肪酸からのエネルギー変換がスムーズに進行するものと考えられ、脂肪酸が効率的に代謝されて、L-カルニチン単独よりも相乗的な脂肪燃焼促進が起こることが判明しています。

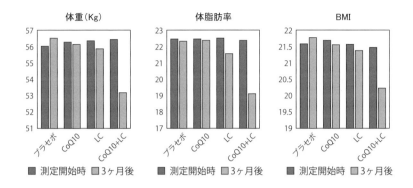

CoQ10とL-カルニチンの相乗的な脂肪燃焼作用

　エネルギー源としての脂肪の利用を通じて疲労回復やスタミナアップ、スポーツや日常におけるパフォーマンス向上、基礎代謝アップなどが期待されるとともに余分な脂肪の消費は健康的な体重管理やメタボリックシンドローム予防、高脂血症・動脈硬化などの生活習慣病予防につながります。
　L-カルニチンも、20歳を過ぎると加齢とともに減少し、体内で不足するようになります。

Q.16 三大ヒトケミカルは老化とともに減少するのですか?

　三大ヒトケミカルは20歳を過ぎると生産量が減少していきます。その結果として老化していきます。

Q.17 三大ヒトケミカルの相乗効果

　三大ヒトケミカルはそれぞれ、ミトコンドリアにおいてお互い協力し合って栄養素を代謝しエネルギー産生し、細胞内の活性酸素を除去することで、細胞を保護する役目を持つと同時に、細胞を活性化するために働いています。

　三大ヒトケミカルを組み合わせて摂取すると、コエンザイムQ10（CoQ10）とL-カルニチン（LC）による脂肪燃焼促進の相乗作用はもとより、さまざまな相乗効果があることが判明しています。たとえば筋肉細胞の活性化によって、筋肉を保護・増強し、体脂肪を減らして基礎代謝力を高めます。また、線維芽細胞を活性化することで、コラーゲンやエラスチンなどのタンパク線維やヒアルロン酸やコンドロイチン硫酸などのプロテオグリカン線維を作ることで、皮膚、血管、軟骨、臓器などの

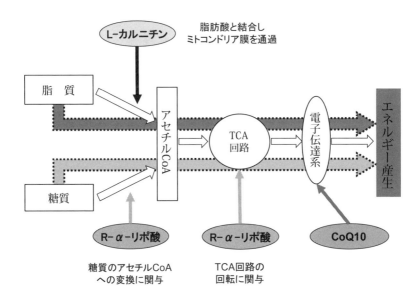

ミトコンドリアにおけるヒトケミカルのエネルギー産生のための役割
（L-カルニチンとCoQ10による脂肪からのエネルギー変換 ▶）
（RALAとCoQ10による糖質からのエネルギー変換 ▶）

組織を若々しく維持します。さらには、骨芽細胞や破骨細胞の活性化によって、骨粗鬆症の予防になります。

このように三大ヒトケミカルは60兆個の様々な細胞を活性化することで、アスリートにはスポーツパフォーマンス向上、中高年にはメタボリックシンドローム対策や美容効果など、そして、高齢者にはサルコペニア対策、ロコモティブシンドローム対策、QOL向上などに役立つことが知られています。

Q.18 コエンザイムQ10のγオリゴ糖包接体の優れた安定性、吸収性について

●コエンザイムQ10には二つのタイプがある

コエンザイムQ10は生体内には酸化型コエンザイムQ10（ユビキノン）と還元型コエンザイムQ10（ユビキノール）の2つのタイプとして存在しています。これらは別のものであり、作用も異なっています。

酸化型コエンザイムQ10は細胞のミトコンドリア内で電子伝達系でのエネルギー（ATP）産生のための補酵素として働いています。これに対して還元型コエンザイムQ10には強い抗酸化作用があり、活性酸素を消去することによって血液中の抗酸化活性が高まり、血管障害や糖尿病の合併症の予防などの多くの疾患に対して幅広い効果が期待されています。このようにコエンザイムQ10は体内で酸化型と還元型に相互に交換されながらエネルギー産生と抗酸化の両方の機能によって健康維持に働いているわけです。

●コエンザイムQ10の安定性と吸収性について

還元型コエンザイムQ10は空気に触れると酸化が進み、とても不安定な物質となっています。そのため、還元型コエンザイムQ10を含むサプリメントは脱酸素剤を利用してアルミ袋に無酸素状態で、しかも低温で保存をしないと品質の保持が困難となっています。

酸化型コエンザイムQ10も還元型コエンザイムQ10も脂溶性
物質で、油脂に溶けてから吸収されるために胃腸内に油脂を含
んだ食べ物が入っていないと溶けることができず、ほとんど吸
収されないという難点があります。食事をした後には十二指腸
から胆汁が分泌され、これによって溶けることができるので、
少しだが吸収されます。よってコエンザイムQ10は食後に摂
らなければならない成分となっています。食事に含まれる脂質
を乳化するために、胆のうから胆汁酸が腸に分泌されるので、
コエンザイムQ10もその胆汁酸を利用して吸収させようという
わけです。

　しかし、コエンザイムQ10は、凝集しやすいので、胆汁酸に
よる乳化も容易ではなく、十分な吸収性が期待できません。

　またコエンザイムQ10は安定性にも問題があります。光や熱
に弱く、さらにはアミノ酸やタンパク質など反応性を持つ物質
を配合すると変質する不安定な成分であることも分かっていま
す。

● γオリゴ糖包接体はコエンザイムQ10の吸収性を高める

　そこで、こうしたコエンザイムQ10の弱点を克服して、本来
のコエンザイムQ10の機能を発揮するために研究・開発したの
が、γオリゴ糖による包接化でした。

　γオリゴ糖は、フタと底のないカップ状の構造で、その内側
は親油性、外側は親水性です。しかも、γオリゴ糖の内径は
0.9～1.0ナノメートルという分子サイズです。

　コエンザイムQ10の吸収性はγオリゴ糖で包接化することで
飛躍的に向上することが見出されています。通常、脂溶性のコ

41

エンザイムQ10は水の中では分子同士が凝集し、水から分離しているのですが、γオリゴ糖を用いるとコエンザイムQ10の1分子ずつがγオリゴ糖の空洞に入った分子カプセルとなります。この分子カプセルのことを包接体といいます。この分子カプセルが小腸に到達すると、消化液によってコエンザイムQ10の1分子ずつが小腸内に放出され、効率よく体内に吸収されるのです。この吸収率は72名の健常な成人によるヒト吸収試験で評価され、驚くべきことに、医薬製剤に比べてもはるかに吸収性は高く、スタンダードなカルボキシメチルセルロース製剤に比べると18倍も高いことが判明しています。さらに、この包接体をL-アスコルビン酸（ビタミンC）とともに摂取するとL-アスコルビン酸が還元剤として働き、還元型コエンザイムQ10に変換されて、体内に吸収されることも明らかとされています。

　コエンザイムQ10γオリゴ糖包接体では、コエンザイムQ10がγオリゴ糖の内部空洞に取り込まれることで、コエンザイムQ10の吸収性を高めるだけでなく、光や熱に対する安定性も高め、そのコエンザイムQ10の弱点のほとんどを克服して、十分な利用を可能にしています。
　そのため摂取量にも大きく影響を与えます。一般的に、コエンザイムQ10は健康維持や老化防止のために必要とされる摂取量は1日当たり100 〜 200mgとされ、病気などの改善のためには1日当たり約600mgといわれています。しかしコエンザイムQ10γオリゴ糖包接体ならば、健康維持や老化防止のためには1日当たりコエンザイムQ10量換算で約20 〜 30mg、病気などの改善のためには1日当たり約30 〜 60mgが適量の目安となります。